Inhaltsverzeichnis

Einführung 7

Kapitel 1 - Warum Diabetiker mit Gewichtsverlust kämpfen 11

Schlechte Ernährung 12

Antioxidantien 13

Insulin 16

Bauchfett 18

Fettige Leber 20

Parasiten 22

Wie kann man diese mächtigen Mechanismen überwinden? 24

Glukosemanagement 26

Fasten 28

Körperliche Aktivitäten 30

Kapitel 2 - Die Herausforderung der diabetischen Gewichtsabnahme: Wo soll man anfangen? 34

Warum nehmen Sie zu? 35

Unterschiedliche Sichtweisen 37

Kapitel 3 - Wie man Insulinresistenz vermeidet und Diabetes natürlich managt 40

Symptome und Bedingungen der Insulinresistenz 41

Ursachen von Diabetes und Insulinresistenz 42

Diät und Ernährung für Typ II Diabetes/Insulinresistenz .43

Ergänzende Nährstoffe für die Insulinresistenz................45

Ergänzende Pflanzenstoffe 46

Lifestyle-Protokoll................46

Bewegungsprotokoll................48

Kapitel 4 − ERNÄHRUNGSLEITFADEN BEI Insulinresistenz................50

Typ-II-Diabetes Definition und Fakten................50

Was ist Typ-II-Diabetes?................53

Welche Arten von Lebensmitteln werden für Typ-II-Diabetes empfohlen?................54

Welche Arten von Kohlenhydraten werden empfohlen?....56

Stärkehaltiges Gemüse und Getreide................58

Nicht stärkehaltiges Gemüse................60

Welche Fettarten werden empfohlen?................62

Welche Proteinarten werden empfohlen?................63

Welche Arten von Mahlzeiten oder Diäten werden für Menschen mit Typ-II-Diabetes empfohlen?................64

Vegetarische oder vegane Ernährung................65

Diabetes-Diät der American Diabetes Association (ADA)..67

Paläo-Diät................68

Mittelmeerdiät................69

5 Diabetes-Superfoods zum Essen................71

Lebensmittel, die im Ernährungsplan für Typ-II-Diabetes zu vermeiden sind................75

Alkohol und Typ-II-Diabetes................77

Diabetes

Rückgängig Machen

Der ultimative Diät-Leitfaden für Anfänger zur Umkehrung von Diabetes - Ein Leitfaden zur endgültigen Heilung, Senkung und Kontrolle Ihres Blutzuckers.

Von *Louise Jiannes*

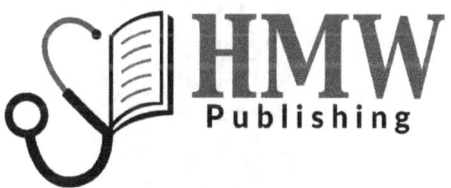

Für weitere tolle Bücher besuchen Sie uns:

HMWPublishing.com

Ein weiteres Buch kostenlos herunterladen

Ich möchte mich bei Ihnen für den Kauf dieses Buches bedanken und Ihnen ein weiteres Buch (genau so lang und wertvoll wie dieses Buch) „Gesundheits- & Fitnessfehler, von denen Sie nicht wissen, dass Sie sie machen", völlig kostenlos anbieten.

Besuchen Sie den unten stehenden Link, um sich anzumelden und es zu erhalten:

www.hmwpublishing.com/gift

In diesem Buch werde ich die häufigsten Gesundheits- und Fitnessfehler aufschlüsseln, die Sie wahrscheinlich gerade begehen, und ich werde aufzeigen, wie Sie sich leicht in die beste Form Ihres Lebens bringen können!

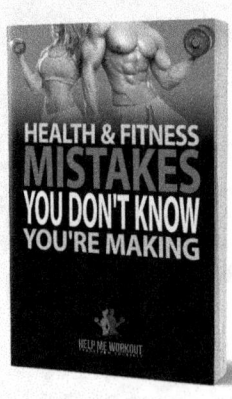

Zusätzlich zu diesem wertvollen Geschenk haben Sie auch die Möglichkeit, unsere neuen Bücher kostenlos zu bekommen, an Gewinnspielen teilzunehmen und andere wertvolle E-Mails von mir zu erhalten. Besuchen Sie erneut den Link, um sich anzumelden:

www.hmwpublishing.com/gift

Gesündere Entscheidungen beim Auswärtsessen 78
Komplikationen von Typ-II-Diabetes 79
Fazit **81**
Schlussworte **83**
Über den Co-Autor **85**

EINFÜHRUNG

Ich möchte mich bei Ihnen bedanken und Ihnen gratulieren, dass Sie das Buch „*Diabetes umkehren*" heruntergeladen haben. Diabetes gehört zu den häufigsten Erkrankungen in der Neuzeit. Menschen auf der ganzen Welt leiden an dieser Krankheit und werden deshalb behandelt. Tatsächlich ist es zu einer Lebensstilkrankheit geworden, häufig ist es eine erbliche oder chronische Krankheit. Aus diesem Grund ist diese Krankheit jeden Tag unvermeidlich geworden und geht über die Kontrolle hinaus. Diejenigen, die an Diabetes leiden, verlieren entweder übermäßig an Gewicht, werden übergewichtig. In diesem Zusammenhang müssen Menschen, die unter Übergewicht leiden, am häufigsten eine Diät einhalten, um ihren Gesundheitszustand zu erhalten und die Krankheit zu kontrollieren.

Abnehmen und Diäten gehören zu den wichtigsten Voraussetzungen für eine gute Gesundheit. Die richtige Ernährung bedeutet, eine bessere Gesundheit zu entwickeln.

Um Gewicht zu verlieren und einen ausgeglichenen Körperbau zu bewahren, müssen die Patienten besonders wichtige Schritte unternehmen. Dazu gehören richtige Ernährung, körperliche Bewegung und ein insgesamt ausgewogener Lebensstil. Wenn Sie ein relativ geringes Gewicht haben, sind Sie gesünder und haben auch ein besseres Herz. Daher ist es für einen Diabetiker sehr wichtig, im richtigen Gewicht zu sein. Zuallererst ist die mentale Vorbereitung sehr wichtig, wenn die richtige Ernährung gewählt und das Engagement für eine bessere Gesundheit gestärkt werden soll.

Es ist wichtig, ein Verständnis für Diabetes, die Bedeutung des Abnehmens und die Vorgehensweise zu haben. Alle Antworten finden Sie in diesem Buch. Nochmals vielen Dank, dass Sie dieses Buch gekauft haben. Ich hoffe, es gefällt Ihnen!

Bevor Sie beginnen, empfehlen wir Ihnen, <u>sich in für unseren E-Mail-Newsletter anzumelden,</u> um über neue Buchveröffentlichungen oder Werbeaktionen informiert zu werden. Melden Sie sich kostenlos anmelden und erhalten

Sie als Bonus ein kostenloses Geschenk: unser Buch *"Gesundheits- & Fitnessfehler, von denen Sie nicht wissen, dass Sie sie machen"*! Dieses Buch wurde geschrieben, um zu entmystifizieren, die wichtigsten Vor- und Nachteile aufzudecken und Sie endlich mit den Informationen auszustatten, die Sie benötigen, um sich in der besten Form Ihres Lebens zu befinden. Aufgrund der überwältigenden Menge an Fehlinformationen und Lügen, die von Magazinen und selbsternannten „Gurus" erzählt werden, wird es immer schwieriger, zuverlässige Informationen zu erhalten, um in Form zu kommen. Im Gegensatz zu dutzenden von voreingenommenen, unzuverlässigen und nicht vertrauenswürdigen Quellen, um Ihre Gesundheits- und Fitnessinformationen zu erhalten. In diesem Buch ist alles aufgeschlüsselt, was Sie brauchen, damit Sie es leicht nachvollziehen und sofort Ergebnisse erzielen können, um Ihre gewünschten Fitnessziele in kürzester Zeit zu erreichen.

Um sich für unseren kostenlosen E-Mail-Newsletter anzumelden und ein kostenloses Exemplar dieses wertvollen Buches zu erhalten, besuchen Sie bitte den Link und melden Sie sich jetzt an: www.hmwpublishing.com/gift

Kapitel 1 - Warum Diabetiker mit Gewichtsverlust kämpfen

Zu den verblüffendsten Problemen von Menschen mit Diabetes gehört das Abnehmen. Einige Ärzte bestehen darauf, dass es nur ein einfacher Weg ist, weniger Zucker und weniger Kalorien zu sich zu nehmen, als zu verbrennen. Die meisten Diabetiker fragen sich jedoch, ob mehr dahinter steckt, weil sie, wenn sie das Gleiche tun und dasselbe essen wie ein Nicht-Diabetiker, keine Ergebnisse erzielen, wohingegen ihre Freunde, die kein Diabetes haben, Pfund für Pfund abgenommen haben. Es funktioniert nicht, auf Diäten zu gehen und Diätprodukte zu nehmen, und sogar Bewegung zeigt keine Ergebnisse. Die kämpfenden Diabetiker haben Recht – es geht um mehr als nur um Kalorienreduzierung.

Schlechte Ernährung

Die Ursache für Diabetes ist, wenn Sie ungesunde Lebensmittel zu sich nehmen, und der Schlüssel zur Regenerierung der Kontrolle liegt in der richtigen Ernährung. Es ist jedoch die miese Diät, die viele Bedingungen geschaffen hat, die verstanden werden sollten, um den Kampf gegen den Gewichtsverlust gewinnen zu können. Mehrere miteinander zusammenhängende Ereignisse tragen erheblich dazu bei, den Gewichtsverlust bei Diabetes zu erschweren. Zunächst ist es wichtig zu sehen, wo das Problem entstanden ist. Sie können dann untersuchen, wann und wie die Informationen zur Behebung des Problems führen können.

Das Enthalten von Süßigkeiten, Fetten, zubereiteten Lebensmitteln, Milchprodukten und Lebensmitteln mit hohem glykämischen Index – jahrelange schlechte Ernährung kann zu Entzündungen führen. Eine ausführliche und vollständige Erklärung, wie Entzündung Diabetes verursacht, finden Sie in diesem Kapitel. Einige der Gründe für Diabetes sind auf Platzmangel und grobe Vereinfachung zurückzuführen. Pro-inflammatorische Substanzen oder Pro-Oxidantien werden üblicherweise vom Körper verwendet, um Infektionen und Krankheiten durch unser Immunsystem zu bekämpfen. Sie spielen im Körper viele wichtige Rollen, einschließlich Atmung und Verdauung.

Antioxidantien

Am häufigsten werden Antioxidantien von unserem Körper zur Steuerung dieser Prozesse verwendet. Nichtsdestotrotz kann eine jahrelange schlechte Ernährung dazu führen, dass das Immunsystem seine Fähigkeit zum Herunterfahren verliert, da es charakteristischerweise nur geringe Antioxidantien enthält. Das Immunsystem greift dann die gesunden Zellen an, die schweren Schaden anrichten. Bei Typ-II-Diabetes werden die Insulin produzierenden Zellen oder Betazellen zerstört. Hier werden viele Zellen geschädigt, da es zu einer so genannten Insulinresistenz kommt, die auftritt, wenn die Körperzellen bei der Verwendung von Insulin zum Verbrennen und Aufnehmen von Glukose nicht in der Lage sind, angemessen zu kommunizieren.

Wenn Ihr Körper Nahrung, insbesondere Kohlenhydrate, verdaut, wird sie in Glukose umgewandelt, die im Blutkreislauf der Leber im ganzen Körper verteilt wird. Die Leber ist gewöhnlich diejenige, die den Fettgehalt kontrolliert. Wenn es aufgrund der Ernährung sehr viel Zucker im Blut gibt, kann die Leber nicht alles verarbeiten. Es wird dann beginnen, die Zellen mit Säcken umgewandelter Glucose für die Lagerung zu füllen, die Triglyceride genannt werden, wobei der Überschuss in das Bauchfett gegeben wird.

Die lebenswichtigen Organe, das Gehirn und das Muskelgewebe sind auf Glukose angewiesen, die die Energie liefert, um zu funktionieren. Da diese Organe Glukose verbrauchen, wird die Leber mehr in den Blutkreislauf gelangen, um diese zu ersetzen. In einer perfekten Welt nutzen die Gewebe und Organe es auf effiziente Weise und im Verhältnis zu der Menge, die Lebensmittel produzieren.

Die Insulinresistenz verringert die Menge an Glukose, die vom Muskelgewebe und den Organen gespeichert und absorbiert wird. Darüber hinaus führt die Tatsache, dass die meisten Menschen mit Diabetes einen sitzenden Lebensstil führen, dazu, dass sie sich nur minimal bewegen und weniger Glukose zum Verbrennen haben.

Wenn Typ-II-Diabetes den Körper beeinträchtigt, verbrauchen die Zellen nicht so viel Glukose. Der Körper spürt, dass sich der Glukosespiegel im Blutkreislauf erhöht, und weist die Bauchspeicheldrüse an, mehr Insulin freizusetzen. Jetzt hat der Körper einen hohen Glukosespiegel und einen hohen Insulinspiegel im Blutkreislauf. Insulin ist ein Hormon, das neben der Aufnahme von Glukose durch die Zellen viele weitere Funktionen erfüllt. Es versucht auch, die überschüssige Glukose energisch aus Ihrem Blutkreislauf zu entfernen, und legt sie daher als Fett ab. Sobald es in eingelagert wurde, blockiert das Insulin den Prozess, um dieses Fett abzubauen und aus der Lagerung zu entfernen.

Insulin

Das Vorhandensein eines hohen Insulinspiegels im Blut führt zu einer unnötigen Wassereinlagerung im Körper – ein Faktor für die Gewichtszunahme. Dies ist der zentrale Aspekt bei der Bekämpfung der diabetischen Fettleibigkeit, und daher ist die Insulinregulierung von großer Bedeutung. Darüber hinaus wirkt Insulin auf das Gehirn und fördert das Verlangen, das zu mehr Essen führt, und auf die Leber, die mehr Fette produziert. Die Leber dient dazu, Insulin aus dem Blutkreislauf zu entfernen. Insulin ist jedoch die Ursache für die Ablagerung von Fetten in der Leber, wodurch verhindert wird, dass die Leber Insulin aus dem Blut entfernt. Diejenigen, die Bauchfette haben, speichern zu viel Fett in ihren Lebern, was als Fettlebererkrankung bekannt ist, und verhindern, dass die Leber Insulin ausscheidet. Dadurch steigt der Insulinspiegel immer weiter an, was einen erheblichen Beitrag zu mehr Fettleibigkeit und Herzinfarkten leisten kann.

Darüber hinaus funktioniert das Fett im Bauchbereich

anders als das Fett in anderen Körperteilen wie den Hüften. Der Blutfluss aus den Bauchfetten fließt direkt zur Leber. Der Blutfluss aus verschiedenen Fettbereichen, wie z. B. den Hüften, erfolgt durch die allgemeine Zirkulation des Körpers. Bauchfett hat eine effiziente Blutversorgung und mehr Rezeptoren für ein Stresshormon namens Cortisol. Der Cortisolspiegel variiert von Tag zu Tag, aber er wird steigen und hoch bleiben, wenn Ihr Körper unter Stress steht. Hohe Cortisol- und Stresswerte fördern die Fettablagerung im Bauchbereich, da dort mehr Cortisolrezeptoren vorhanden sind.

Ein hoher Cortisolspiegel tötet chronisch Gehirnneuronen und stört die Neurotransmitter wie Serotonin und Dopamin. Dies sind gut gelaunte Neurotransmitter, die zu mehr Stress und Depressionen führen. Depressionen sind bei Menschen mit Diabetes allgegenwärtig, und dies wird das Problem noch verschärfen, da Depressionen eine Art Stressreaktion im Körper hervorrufen. Mit anderen Worten, Depressionen fördern die Entwicklung von Bauchfett.

Bauchfett

Bauchfett ist ein Merkmal von Diabetes, d.h. Menschen mit Diabetes neigen dazu, Bauchfett zu haben. Zentrales Übergewicht oder Bauchfett ist signifikant mit einer höheren Rate an Herz-Kreislauf-Erkrankungen und vielen Arten von Krebs verbunden. Vererbung spielt eine Rolle in Ihrem gesamten Körpertyp, wie z. B. einem birnenförmigen Körper oder einem apfeltypisierten Körper. Es gibt ungefähr 25 bis 55% der Tendenz, die gefährlichsten Krankheiten zu entwickeln, die mit Bauchfett verbunden sind. Der Rest ist Lebensstil. Bauchfette tun mehrere Dinge, wie es sich aufbaut. Zuallererst stoppt es die Hormonproduktion von Leptin, was den Appetit dämpfen würde. Eine andere Sache ist, dass es eine Erhöhung der Insulinresistenz verursacht, was zu offensichtlichen Konsequenzen führen wird. Die Zellen verbrauchen weniger Glukose, so dass der Körper mehr Insulin produzieren würde, und dann wird das Fett eingelagert.

Die Speicherung von Fett ist der Weg des Körpers, um alten

Mechanismen zu folgen, die Ihren Körper in mageren Zeiten schützen sollen. Der Körper lernt, die hervorragenden Möglichkeiten zu nutzen, um sich auf die schlechten Zeiten vorzubereiten. Der Körper wandelt dann die Glukose in Triglyceride und Glykogen um, die nützliche Methoden zur Speicherung von Energie sind. Wenn die Leberzellen mit Triglyceridfettsäcken gefüllt sind, wird die Funktion der Leber beeinträchtigt. Es wird nicht in der Lage sein, Fette effizient zu verarbeiten. Es wird nicht mehr genügend Platz für die schnelle Speicherung von mehr Fett sein, und wenn die Organe und Gewebe des Körpers nicht so viel verbrauchen, legt die Leber all dies einfach als Bauchfett auf Lager.

Die Anzahl der Fettzellen, die wir haben, wird bei der Geburt identifiziert. Die Zahlen bleiben konstant, es sei denn, die Fettzellen werden voll, und wenn dies der Fall ist, werden sich die Zellen teilen, um neue Fettzellen zu bilden. Die neuen Zellen bleiben dann über die gesamte Lebensdauer der Person verteilt. Wenn Sie sich dagegen erfolgreich ernähren, reduzieren Sie die Größe der Fettzellen in Ihrem Körper. Diese Fettzellen werden von unseren Blutgefäßen im

Bauchbereich gefüttert. Jede Fettzelle hat Kontakt mit mindestens einer Kapillare. Die Zufuhr von Blut unterstützt Ihren Stoffwechsel. Der Blutfluss variiert je nach Körpergewicht sowie Ihrem allgemeinen Ernährungszustand. Die Blutgefäße werden zunehmen, wenn der Bedarf an Glukose hoch ist oder wenn gefastet wird, was zu einem Anstieg des Blutdrucks führt. Das Herz muss direkt viel härter arbeiten, um die zusätzlichen Gefäße zu versorgen.

Fettige Leber

Eine Leber mit vielen Zellen, die voller Triglyceridsäcke ist, wird als Fettleber oder nichtalkoholische Fettleberkrankheit (NAFLD) bezeichnet. Bei Personen mit Diabetes, die über eine hervorragende Menge an Bauchfett verfügen, besteht eine höhere Wahrscheinlichkeit, dass sie eine Fettleber haben, die sich aufgrund des hohen Triglyceridgehalts in Ihrem Blutkreislauf zu einem frühen Zeitpunkt entwickelt.

Das zweite Stadium Ihrer Fettleber wird als alkoholfreie Steatohepatitis (NASH) bezeichnet. Dies bedeutet, dass es nicht durch Alkoholkonsum verursacht wird, sondern ähnlich. Es verursacht den gleichen Schaden wie die Hepatitis. Die Oxidation der Zellen beginnt aufgrund von Zellschäden. Darüber hinaus ist die 3. Stufe der Fettleber eine Leberzirrhose, und es ist eine schwere und gefährliche Erkrankung.

Die Fettleber im Stadium I ist nicht besonders gefährlich und kann mit der richtigen Behandlung geheilt werden. Die Ärzte werden eine Biopsie durchführen, um festzustellen, wie viel Fett vorhanden ist und ob auch Narben vorhanden sind. Eine Biopsie wird selten durchgeführt, da die medizinische Industrie sich nicht darauf einigen kann, wie sie interpretiert werden muss. Die Anzeichen und Symptome von NAFLD sind nicht vorhanden, nicht beschrieben und ahmen die Symptome anderer Krankheiten nach. Spezifische Blutuntersuchungen können das Vorhandensein bestimmter Leberenzyme anzeigen, die bei Hepatitis üblich sind und die Anzeichen und das Vorhandensein der NASH anzeigen. Die Fettleber ist eine schwere Komplikation beim Abnehmen.

Parasiten

Diese Parasiten hemmen implizit die Gewichtsabnahme und sind bei Menschen mit Diabetes im Vergleich zu Menschen ohne Diabetes häufig, da sie sich in einem geschwächten Zustand befinden. Leider haben westliche Ärzte nicht genug Schulungen, um das Vorhandensein von Parasiten zu bemerken. Es gibt nur wenige Personen, die in Tests für diese Bedingungen geschult sind. Zu den gebräuchlichsten Tests gehört eine magere Genauigkeitsrate. Medikamente, die Parasiten behandeln, werden selten verwendet, da sie nur einen geringen Wirkungsbereich haben. Mehr als einhundert häufige Spezies kommen beim Menschen vor, wobei die Behandlungen speziell auf die Spezies zugeschnitten sind. Parasiten können sich bei bis zu 70 chronischen Krankheiten der Diagnose entziehen, und es wird angenommen, dass sie maßgeblich am Entwicklungsprozess vieler chronischer Krankheiten beteiligt sind.

Wenn Parasiten vorhanden sind, gelingt es den Patienten nicht, Gewicht zu verlieren. Das Zählen oder Eliminieren von Kohlenhydraten, das Reduzieren von Portionsgrößen oder das Durchführen kräftiger Bewegung wird keine Ergebnisse bringen. Parasiten entzünden die Auskleidung des Verdauungstrakts und verlangsamen so die Aufnahme von Nährstoffen. Schließlich breiten sie sich auf alle Teile des Körpers aus, einschließlich Ihrer lebenswichtigen Organe, und stören somit die Regulierung des Blutzuckers, den Hormonhaushalt und den Stoffwechsel. Die Parasiten essen Nährstoffe, die Sie zu sich nehmen, oder sie fressen den Wirt und hinterlassen leere Kalorien. Dies löst einen übermäßigen Konsum von Nahrungsmitteln und Heißhunger aus und diese übernehmen dann die Kontrolle in Ihrem Körper.

Darüber hinaus setzen Parasiten Giftstoffe frei, die Leber und Nieren überlasten. Ihr geschwächter Zustand führt zu einer weiteren Verringerung des Stoffwechsels und behindert die Aufrechterhaltung Ihrer nützlichen Flora im Darmtrakt. Aus diesem Grund kann es zu einer Überproduktion von Hefen kommen. Überentwicklung von Hefen führt zur Entwicklung von Gas, Allergien und

Blähungen. Ihre Säuren können die Organe schädigen und das Muskelgewebe abbauen sowie das träge Zentralnervensystem verursachen. Der Körper reagiert auf erhöhte Säurewerte mit der Bildung von Fettzellen, um die Säure zu speichern, und entfernt sie so aus Ihrem System. Fettzellen können gebildet werden, wenn Sie einen niedrigeren Stoffwechsel haben.

Wie kann man diese mächtigen Mechanismen überwinden?

Die gute Nachricht ist, dass heutzutage die Gründe, warum es schwierig ist, Gewicht zu verlieren, offensichtlicher sind. Wie können Sie diese mächtigen Mechanismen überwinden? Beseitigen Sie zunächst die Parasiten. Nehmen Sie an, dass sie vorhanden sind, da eine signifikante Möglichkeit besteht, dass sie vorhanden sind. Es ist wichtig, dass Sie Ihre Ernährung so anpassen, dass nur Lebensmittel mit niedrigem glykämischen Index verzehrt werden. Halten Sie sich davon ab, Lebensmittel zu essen, die reich an

Oxidationsmitteln sind, hauptsächlich verarbeitete Lebensmittel. Zu diesen verarbeiteten Lebensmitteln gehören alle Mahlzeiten in einer Dose oder Schachtel mit Zutaten, die Sie nicht aussprechen können oder die Ihnen nicht bekannt sind, warum diese bestimmte Zutat vorhanden ist.

Dann nehmen Sie an, dass Sie eine Fettleber haben, weil Sie zu einem gewissen Grad haben können. Es wird ein schwieriger Teil sein. Der größte Erfolg ergibt sich aus dem Zusammenführen mehrerer Methoden. Übung und Fasten sind wirksam bei der Unterbrechung der Zyklen und der Verbrennung von Leberfett. Es muss jedoch in der richtigen Weise erfolgen. Wenn eine Nieren- oder Leberschädigung vorliegt, wenden Sie sich an Ihren Arzt. Eine Alternative zum Fasten ist, jeden Tag mit sehr leichten Mahlzeiten mit niedrigem glykämischen Index zu beginnen, anstatt 3 große Mahlzeiten täglich zu sich zu nehmen. Dies verringert die Glukosespitzen, die den Prozess verschlimmern.

Es ist sehr wichtig, dass Sie Ihre Ernährung ändern. Verarbeitete Lebensmittel gelten als Gift für Menschen mit

Diabetes und es kann nicht genug darauf hingewiesen werden. Das verarbeitete Mehl ist für die schrecklich, die Diabetes haben. Limonaden enthalten außerdem viel Phosphorsäure und Oxidationsmittel. Alternativ können Sie auch Tee trinken. Sie sollten sogar aufhören, Kaffee zu trinken. Kochen Sie keine Lebensmittel bei hohen Temperaturen oder stellen Sie Ihre Lebensmittel nicht in die Mikrowelle. Es bedeutet auch, dass Grillen und Grillen aus sind. Nehmen Sie jeden Tag hochwertige Multivitamine ein.

Glukosemanagement

Das Management Ihrer Glukosewerte kann verbessert werden, wenn Ihr Natriumspiegel aufrechterhalten und der Ballaststoffspiegel hoch gehalten wird. Natrium kann die Insulinreaktion verlangsamen, und dies bedeutet, dass ein höherer Natriumspiegel für Menschen mit Hypoglykämie von Vorteil sein kann. Ein hoher Natriumspiegel verhindert ein schnelles Absinken und Ansteigen des Insulinspiegels und senkt somit den Blutzucker, der normalerweise bei Hypoglykämie auftritt. Natrium und Biotin gehören zusammen mit Vitamin C zu den essentiellen Faktoren, um den Spiegel an unregelmäßiger Glukose auch zwischen den Mahlzeiten zu senken.

Abgesehen davon helfen Chrom, Mangan und Niacinamid/Niacin bei der Kontrolle der Glukose-Reaktion und der Speicherung von Glykogen in der Leber. Vitamin C, Vitamin B6 und Kalium sind alle hilfreich bei der Stabilisierung oder Beeinflussung des Glukosemanagements, je nachdem, ob Sie anfällig für Hyperglykämie oder Hypoglykämie sind. Die niedrigere Glukosemenge wird für Personen empfohlen, bei denen eine Hypoglykämie wahrscheinlich ist, und die höhere Glukosemenge wird für Personen empfohlen, die zu Hyperglykämie neigen. Alternativ hilft eine hohe Menge an Kalium bei der Reduzierung von Chrom und Mangan. Außerdem senkt eine hohe Menge an Vitamin C das Mangan und stimuliert das Insulin. Vitamin B6 hilft dann bei der Stimulierung von Kalium und Magnesium, reduziert aber das Mangan. Es kann kompliziert sein, daher ist es wichtig zu bedenken, dass zu viel Natrium in Ihrer Ernährung niemals eine gute Sache sein wird.

Hören Sie auf folgenden Dinge zu sich zu nehmen: Honig, Süßigkeiten, alle Arten von Limonaden, Müsli, Kuchen und Backwaren, Zucker, Sirup, Saccharose, Dextrose, Donuts, Fruchtsäfte, Fructose, Maltose, überreife Früchte oder Substanzen zu essen, die mit „use" enden. Stellen Sie die Einnahme aller künstlichen Süßstoffe außer Stevia ein. Die meisten Backwaren enthalten zusammen mit dem verarbeiteten Mehl synthetische Zusatzstoffe, die beide stark oxidativ sind. Eine andere wichtige Sache ist die Einnahme von Übungen, um die in Geweben verbrannte Glukose zu maximieren. Sie können jeden Tag etwa 45 Minuten lang mit Kraft laufen, was zu einem täglichen Verbrauch von 300 Kalorien führt. Andere Muskelübungen sind eine große Hilfe. Sie sollten das Trainingsprogramm und das Fasten mit nicht-schnellen Trainingsprogrammen mit einer Zeitspanne von 3 bis 5 Tagen pro Programm abwechseln.

Fasten

Versuchen Sie, je nach Ihrem Gesundheitszustand, zwischen einem Glas Saft und einem Glas Wasser zu wählen, um das

Fasten zu starten. Sie werden feststellen, dass das Wasserfasten sich anfühlt, als würde es mehr wirken. In erster Linie aufgrund der geringeren Kalorien/Energie enthält es. Es wird empfohlen, nicht zu schnell abzunehmen, da dies zu Leberschäden führen kann. Die meisten Menschen würden nach den ersten Tagen des Abnehmens etwa drei bis fünf Pfund und am nächsten Tag zusätzlich drei bis fünf Pfund abnehmen. Dies wird sich jeden Tag bei einem Pfund einpendeln, nachdem anfangs mehrere Pfund abgenommen wurden. Es ist erforderlich, in der Phase ohne Fasten nicht abzunehmen. Wiederholen Sie dann den Zyklus.

In den nächsten Kapiteln dieses Buches werden wir verschiedene Programme zur Gewichtsreduktion bei Diabetes behandeln. Das aggressivste der Programme zur Gewichtsreduktion bei Diabetes ist das 30-tägige Fasten, das den gesamten Körper zu vollständig entgiften wird. Es ist bekannt für die Freisetzung von Toxinen, die seit der Geburt vorhanden sind. Fasten ist sicher und effektiv. Wenn Sie einen Muskel trainieren, wird das Fett über bestimmten trainierten Muskeln nicht entfernt. Die einzige Möglichkeit, ein Bauchfett abzubauen, besteht darin, Gewicht zu verlieren, und jede Art von Bewegung wird dabei eine große Hilfe sein. Die schnellste Art, Bauchfett zu verbrennen, ist eine Kombination aus Aerobic, Krafttraining und einer veränderten Ernährung. Denken Sie daran, dass durch Training die Muskelmasse erhöht wird, was bei der Verbesserung Ihres Körpergewichts aufgrund des Fettabbaus hilft.

Körperliche Aktivitäten

Es ist vorteilhaft für Menschen mit Diabetes, die körperliche Aktivitäten ausüben. Dies senkt auch Ihren Blutzuckerspiegel. Es kann jedoch dazu führen, dass der Spiegel zu niedrig wird, was etwa 24 Stunden später zu einer Hypoglykämie führt. Bei Diabetikern, die Insulin einnehmen oder die nach oralen Medikamenten suchen, die die Insulinproduktion steigern, kann das Fasten durch einen Snack erforderlich sein, wenn der Glukosespiegel unter 100 mg/dl fällt. Es kann hilfreich sein, Hypoglykämie zu vermeiden, wenn Sie die Dosierung Ihrer Medikamente anpassen, bevor Sie sich körperlich betätigen. Bei anderen Diabetikern müssen Sie möglicherweise Ihren Arzt konsultieren, während Sie an progressiven Programmen teilnehmen.

Ein Snack kann eine Hypoglykämie abwenden, da es sich um eine Portion Lebensmittel mit verringertem glykämischen Index handelt. Es können zusätzliche Blutzuckermessungen erforderlich sein, insbesondere 2 Stunden nach einem anstrengenden Training. Es besteht eine erhöhte Betonung, um den Blutzuckerspiegel aufrechtzuerhalten. Halten Sie sich näher an den Normalzustand. Bei der Insulinresistenz wird die Menge an zusätzlichem Insulin in Ihrem Blutkreislauf verringert. Wenn Sie insulinabhängig sind und an Typ-I-Diabetes leiden, sollten Sie vermeiden, mehr Insulin einzunehmen, als zur Aufrechterhaltung der Kontrolle erforderlich ist. Viele Menschen mit Diabetes gehen davon aus, dass es nicht unbedingt schlecht ist, mehr Insulin als nötig zu haben.

Es ist eine kritische Phase, die viel Konzentration und

Prüfung erfordert. Die Kombination aus niedrigerem Insulinspiegel, intensiver Bewegung und niedrigeren Glukosespiegeln ermöglicht es dem Körper, das Leberfett schnell zu verbrennen. Es sind ungefähr 12 bis 16 Stunden erforderlich, um Fett aus der Leber zu ziehen, aber mit körperlicher Anstrengung können Sie Ihren Stoffwechsel steigern. Andererseits ist das Verstehen des Stoffwechsels eine große Hilfe, da die Geschwindigkeit Ihres Stoffwechsels den Prozess verändern wird. Übungen können den Stress reduzieren. Wenn hoher Stress ein Problem darstellt, versuchen Sie, stressreduzierende Aktivitäten wie Meditation und tiefes Atmen durchzuführen. Vergessen Sie nicht, während des Fastenprozesses Antioxidationsmittel einzunehmen Omega-3-Fette können helfen, die Produktion von Adrenalin, einem weiteren Stresshormon, zu reduzieren. Betrachten Sie etwa 40000 IE Fischöl 2x täglich, aber dosieren Sie kein Fischöl, da Ihr Körper erhebliche Mengen an freien Radikalen produziert, die auch große Mengen an Antioxidantien benötigen, um kontrolliert zu werden. Stellen Sie sicher, dass Sie 100% des täglichen Bedarfs an Mineralien und Vitaminen zu sich nehmen. Es wird dringend empfohlen, Ihre Ernährung zu ändern und zu erfahren, was Sie essen sollten und was nicht. Nehmen Sie auch eine richtige Qualität Multivitamin jeden Tag. Kontrollieren Sie Ihren Blutzuckerspiegel und verwalten Sie den Natriumgehalt. Auf der anderen Seite ist es auch wichtig, den Insulinspiegel zu kontrollieren, mit Stress umzugehen, jeden Tag energisch zu trainieren, mehrere Fastentechniken in Betracht zu ziehen und die Möglichkeit eines Parasitenbefalls auszuschließen. Erfahren Sie so viel wie möglich über Lebensmittel und Diabetes und lernen Sie, wie Sie alle lebenswichtigen Organe erhalten und reinigen können.

Es scheint viel harte Arbeit zu sein. Nun, das ist es in der Tat, aber das ist es generell für Menschen mit Diabetes, die keinen Erfolg bei einer Diät hatten. Der Schlüssel zur Umkehrung von Diabetes ist die vollständige Kontrolle und verbesserte Gesundheit durch Gewichtsverlust. Im nächsten Kapitel erfahren Sie, wo Sie mit Ihrer Herausforderung zur Gewichtsreduktion bei Diabetikern beginnen können.

KAPITEL 2 - DIE HERAUSFORDERUNG DER DIABETISCHEN GEWICHTSABNAHME: WO SOLL MAN ANFANGEN?

Menschen mit Diabetes wird dringend geraten, Gewicht zu verlieren. Für die meisten ist dies jedoch leichter gesagt als getan. Diabetiker werden ermutigt, die richtigen Lebensmittel zu sich zu nehmen. Einige Lebensmittel sollten vermieden werden, darunter Lebensmittel mit hohem Natriumgehalt und hohen gesättigten Fetten. Es ist schwer, die alten Gewohnheiten zu ändern, aber es ist auch wichtig, mehr zu trainieren und weniger zu essen. Das wissen wir, aber wir tun es nicht.

Es sei denn, die Person mit Diabetes verfügt über einen detaillierteren Planungsleitfaden für Mahlzeiten, kann sie/er den Ansatz und die verschiedenen Wege zur Erreichung eines Gewichtsverlustziels erarbeiten und genau herausfinden, was sie zu essen haben und wie viel sie zu essen haben. Abnehmen für Diabetiker kann ein komplizierter Prozess sein, insbesondere um ein Zielgewicht und die entsprechenden Lebensmittel zu ermitteln. Wenn möglich, sollte die Person mit Diabetes um Rat fragen und einen maßgeschneiderten Ernährungsplan erstellen.

Warum nehmen Sie zu?

Der Grund, warum Sie zunehmen, ist, dass mehr Lebensmittel konsumiert werden, als Sie zum Überleben benötigen. Ihr Körper wandelt überschüssige Nahrung um und speichert sie in Form von Fett. Wie in Kalorien gesehen, sind einige Lebensmittel im Vergleich zu anderen Gewicht für Gewicht häufiger. Fette liefern mehr Kalorien pro Gramm als solche ohne Fette. Ihr Körper braucht Fett, genauso wie er Kohlenhydrate und Eiweiß benötigt, aber es ist wichtig, weniger fetthaltige Lebensmittel zu sich zu nehmen.

Es gibt Verhältnisse von Proteinen, Fetten und Kohlenhydraten, die von Ernährungswissenschaftlern als angemessen angesehen werden, um die allgemeine Bevölkerung gesund zu halten. Kohlenhydrate liefern den größten Teil der für die Energieversorgung notwendigen Glukose durch unsere Körperzellen. Auch wenn es keine Kohlenhydrate gibt, verwendet der Körper Protein, um die erforderliche Glukose herzustellen. Die Glukose ist das Problem, mit dem Diabetiker konfrontiert sind, weil ihr Körper den Glukosegehalt nicht so steuern kann wie der von Menschen ohne Diabetes.

Im Fall von Menschen mit Diabetes wird nicht zu viel Glukose in die Körperzellen geleitet, die dies benötigen, sondern es verbleibt für eine lange Zeit im Blutkreislauf, was zu Schäden führt. Kohlenhydrate haben viele Kategorien, die durch die Komplexität des Inhalts in ihre zuckerhaltigen Moleküle eingeteilt werden, wobei es viele gibt. Je komplizierter sie sind, desto länger wird es dauern, bis das Verdauungssystem der chemischen Aktionen des Körpers sie in Glukose zerlegt.

Je länger dies dauert, desto geringer ist der Anstieg der Glukosebelastung im Blutkreislauf, der nach dem Essen auftreten kann. Für Menschen mit Diabetes hält dieser Zustand mit erhöhtem Blutzucker länger an als für Menschen ohne Diabetes – es ist ein Problem. Kohlenhydrate liefern die benötigte Glukose, die die Ursache für Diabetes ist. Darum geht es bei Diabetes. Ein zu langer Blutzuckeranstieg führt zu vielen anderen Gesundheitsproblemen.

Unterschiedliche Sichtweisen

Es gibt zwei widersprüchliche Auffassungen über das Verhältnis und die Menge der Kohlenhydrate im Vergleich zu anderen essentiellen Nährstoffen, die Diabetiker zu sich nehmen müssen. Hier besteht der Ansatz zur Umkehrung von Diabetes, der von erfolgreichen und bekannten Ärzten verfolgt wird, darin, das Verhältnis von Kohlenhydraten, der primären Glukosequelle und dem im Vergleich zum Fett- und Proteingehalt niedrigen Skalenendwert beizubehalten. Hiermit wird empfohlen, die Wirksamkeit der kohlenhydratarmen Ernährung, die durch bestimmte Vitamine und Nahrungsergänzungsmittel unterstützt wird, sowie des Trainings zu nutzen.

Um komplexe Kohlenhydrate zu bestimmen, können Sie den glykämischen Index überprüfen und eine numerische Bewertung von Lebensmitteln vornehmen, die Kohlenhydrate enthalten. Kohlenhydratarme Diäten helfen Menschen mit Diabetes, ihre Probleme mit hohem Blutzucker zu kontrollieren. Aus ihrer Sicht ist es jedoch schwierig, über einen längeren Zeitraum zu verfolgen, obwohl dies zu den richtigen Ergebnissen führt. Vielleicht würden Sie sich dafür entscheiden, aber die National Diabetic Associations haben sich ein wenig Mühe gegeben, um Menschen mit Diabetes darauf aufmerksam zu machen, was die Niedrigkohlenhydratdiäten leisten könnten.

Sowohl für Befürworter von kohlenhydratreichen als auch kohlenhydratarmen Mahlzeiten ist eine umfassende Planung für Menschen mit Diabetes verfügbar. Gewichtsverlust und Diabetes Gewichtsverlust-Programm ist ein gefährlicher Prozess und Sie sollten es mit einem Arzt besprechen. Dies liegt in der Verantwortung und im Recht des Diabetespatienten, zu entscheiden, welchem Weg er folgen soll. Es ist jedoch ratsam, wenn Sie sich anvertrauen und mit Ihrem Arzt über die Vorzüge ihrer Entscheidungen sprechen.

Ein Großteil der Behandlung und Kontrolle des diabetischen Zustands bleibt dem Patienten überlassen, und es ist erforderlich, die Glukosespiegel im Blut jeden Tag zu überwachen. Es gibt auch Zeiten, in denen die Kontrolle mehrmals täglich reduziert wird.

Im nächsten Kapitel erfahren Sie, wie Sie eine Insulinresistenz vermeiden und Ihren Diabetes auf natürliche Weise behandeln können.

Kapitel 3 - Wie man Insulinresistenz vermeidet und Diabetes natürlich managt

Insulinresistenz liegt vor, wenn die Zelle, insbesondere die Muskel-, Leber- und Fettzellen, nicht auf Ihre Insulinrezeptorstelle anspricht. Damit fügt Ihr Körper immer mehr Insulin zur Speicherung von Fett hinzu. Mit der Zeit gibt die Bauchspeicheldrüse auf und dies führt zu Insulinresistenz oder Typ-II-Diabetes. Bei dieser Diabetesstufe produziert Ihr Körper nicht genug Insulin, oder die Zellen sind gegen Insulin resistent, wodurch zu viel Zucker in Ihrem Blut verbleibt.

Bei einem Nüchternwert Ihres Blutzuckers von mehr als 100 bis 125 mg/dl ist dies kein Hinweis auf Diabetes. Es kann jedoch zu einer Determinante der Insulinresistenz werden, die über den vernünftigen Werten liegt. Der maximale Bereich für Serumglukose liegt zwischen 80 und 95. Der

Insulinspiegel im Fastenserum muss unter 10 liegen. Eine der wirksamsten Strategien gegen das Altern und zur Umkehrung des Diabetes bei einem gesunden Neuankömmling ist die Kontrolle des Insulinspiegels mithilfe eines Ernährungsplans, zusammen mit Übung, einige Lebensstiländerungen, korrekte Nahrung und Ergänzungen. Dies ist ein Muss für Ihre Langlebigkeit, Fettabbau, Vitalität und allgemeine Gesundheit.

Symptome und Bedingungen der Insulinresistenz

- Hypertonie

- Unfähigkeit zur Fokussierung und Verzerrung des Gehirns

- Niedrige HDL-Werte

- Erhöhte Triglyceride

- Typ-II-Diabetes

- Überschüssiges Fett im Bereich des Schulterblattes oder des Mittelteils
- Darmblähungen
- Müdigkeit und Schläfrigkeit

Wenn sich Ihre Glukose in Ihrem Blut ansammelt, anstatt in die Zellen zu gelangen, kann dies zu Problemen führen, einschließlich

- Fettleibigkeit
- Höheres Risiko für Alzheimer-Krankheit
- Im Laufe der Zeit können hohe Blutzuckerwerte Ihre Nieren, Ihr Herz, Ihre Augen oder Ihre Nerven schädigen.

Ursachen von Diabetes und Insulinresistenz

- Mangelnde Schlafqualität

- Trinken von Fruchtsäften und Softdrinks

- Sitzender Lebensstil

- Veränderte hormonelle Werte und Stress

- Überspringen von Mahlzeiten, Kalorieneinschränkung, Mist Ernährung von Mikrowellen-, Box-oder Konserven, Diät-Pillen, und Fast Food.

- Verminderte lipolytische Enzyme und erhöhte lipogene Enzyme

Diät und Ernährung für Typ II Diabetes/ Insulinresistenz

- Kleine Mini-Mahlzeiten 5 bis 7 mal pro Tag. Nehmen Sie Eiweiß und intelligente Fette in jede Mahlzeit auf.

- Beseitigen Sie alle konservierten, verpackten und mikrowellengeeigneten Lebensmittel.

- Genießen Sie Früchte in Maßen, einschließlich Beeren, Limetten, Tomaten, Grapefruit, Avocados und Zitronen.

- Erhöhen Sie Protein und verringern Sie Kohlenhydrate. Essen Sie eine Diät aus Nicht-Stärkegemüse, organischen Proteinen und Fetten.

- Beseitigen Sie jegliche Form von Getreide, schnell wirkenden Zucker, raffinierten Kohlenhydrate und Milchprodukten. Vermeiden Sie Erfrischungsgetränke, stärkehaltiges Gemüse, Säfte und hochglykämische Früchte. Vermeiden Sie auch hydrierte Fette wie Koffein, Alkohol und Tabak.

- Versüßen Sie Lebensmittel mit Stevia anstelle von Zucker. Stevia erhöht den Blutzuckerspiegel nicht.

- Vermeiden Sie Nutra Sweet und Aspartamprodukte, Agavensirup und HFCS, da sie Fettleibigkeit und Diabetes auslösen können.

- Limetten- und Zitronensaft kann den Insulinindex von Mahlzeiten aufgrund der Flavonoide senken.

Ergänzende Nährstoffe für die Insulinresistenz

- Ballaststoffe

- Resveratrol

- R-alpha Liponsäure

- Kalium-, Zink- und Magnesiummangel führen zu Insulinresistenz.

- GlucoBalance

- Vitamin D

- 7-Keto-DHEA

- Bio-Glykozym Forte

- Verbessern Sie die Insulinempfindlichkeit mit Glutathion, CoQ, L-Arginin, Taurin und L-Carnitin.

- Silymarin

- ADHS
- Chrom
- Omega-3-Fischöl mit 400 IE

Ergänzende Pflanzenstoffe

- Tee wie Pau d' Arco, Bockshornklee, grüner Tee, Klette und Astragalus.
- Banaba-Baum-Extrakt
- Gymnema Sylvestre
- Bitterer Kürbis
- Traubenkernextrakt
- Zimt

Lifestyle-Protokoll

- Erhalten Sie einen gefasteten Insulinspiegel und Serumglukose.
- Schließen Sie Schwermetallbelastungen, Pestizide und andere Impfungen und Xenobiotika aus.
- Achten Sie auf eine gesunde Darmflora. Erwägen Sie eine umfassende Verdauungsstuhlanalyse (CDSA).
- Achten Sie auf Ihre Augen. Denn Diabetes ist eine der Hauptursachen für Blindheit. Dies kann zu Retinopathie und anderen Augenproblemen wie Katarakt führen.
- Es ist wichtig, den Blutzuckerspiegel mindestens zweimal täglich und vor dem Essen zu überwachen. Wenn Sie Sport treiben, sollten Sie Ihren Blutzuckerspiegel häufiger testen.
- Schließen Sie Lebensmittelallergien mit vermindertem oder erhöhtem Blutzucker aus.
- Gehen Sie um 22 Uhr ins Bett und stehen Sie frühestens um 6 Uhr auf. Dies liegt daran, dass Schlafmangel den Glukosestoffwechsel, den

Blutdruck, das Gedächtnis, das Lipidprofil, das Immunsystem und die Androgenproduktion stört.

Bewegungsprotokoll

- Sie sollten die Kraft der Bewegung nie unterschätzen, von einem kurzen 5-minütigen Spaziergang bis hin zu 45-minütigen Krafttrainingseinheiten, das alles zählt bis hin zur Beseitigung und Reduzierung des Prädiabetessyndroms oder der Insulinresistenz.

- Im Vergleich zu aeroben stationären Übungen ist das Krafttraining bei der Vorbeugung von Fettleibigkeit sowie bei der Verbesserung der Insulinresistenz viel besser. Der konstante aerobe Zustand trainiert den Cortisolspiegel und den Insulinspiegel.

- Beginnen Sie mit einer Bewegungsroutine. Ein einfaches Gehen ist bei Diabetes hervorragend. Ein tägliches 3mph zügiges Gehen kann das Risiko für Diabetes um 50% senken.

Kapitel 4 –

Ernährungsleitfaden bei

Insulinresistenz

Typ-II-Diabetes oder Insulinresistenz ist eine Erkrankung, bei der Ihre Zellen Glukose oder Blutzucker nicht effizient zur Energiegewinnung nutzen können. Dies passiert, wenn die Zellen nicht empfindlicher auf Insulin reagieren und Ihr Blutzucker dadurch allmählich zu hoch wird.

Typ-II-Diabetes Definition und Fakten

Menschen, die an Typ-II-Diabetes leiden, haben Probleme, genügend Glukose in die Zellen zu bringen. Wenn der Zucker nicht dort ankommt, wo er sein soll, kommt es zu einem Anstieg des Blutzuckerspiegels in Ihrem Blutkreislauf, was zu

Komplikationen wie Nerven-, Herz-Kreislauf-Erkrankungen, sowie Nieren- und Augenschäden führen kann. Zu den Lebensmitteln, die für eine Person mit Typ-II-Diabetes die richtige Ernährung darstellen, gehören komplexe Kohlenhydrate wie Vollkornweizen, Obst, Bohnen, brauner Reis, Haferflocken, Linsen, Gemüse, Quinoa und Bohnen. Zu den Lebensmitteln, die bei Typ-II-Diabetes vermieden werden müssen, gehören einfache verarbeitete Kohlenhydrate wie Nudeln, Kekse, Mehl, Weißbrot, Zucker-IQ und Gebäck. Lebensmittel mit niedrigem glykämischen Index führen zu einem leichten Anstieg des Blutzuckers. Daher ist dies die bessere Option für Diabetiker. Eine gute Blutzuckerkontrolle kann hilfreich sein, um langfristigen Komplikationen der Insulinresistenz vorzubeugen.

Der IQ von Fetten hat keinen großen direkten Einfluss auf Ihren Blutzucker, kann Ihnen jedoch bei der Verlangsamung der Kohlenhydrataufnahme von großem Nutzen sein. Protein liefert konstante

Energie mit geringem Einfluss auf den Blutzucker. Es hält den Blutzucker stabil und ist hilfreich für das Verlangen nach Zucker und das Gefühl, nach dem Essen satt zu sein. Zu den proteinreichen Lebensmitteln im Osten gehören Hülsenfrüchte, Milchprodukte, mageres Fleisch, Bohnen, Erbsen, Geflügel, Meeresfrüchte, Eier und Tofu. In den fünf Diabetes-Superfoods IQ sind weißer Balsamico-Essig, Linsen, wilder Lachs, Chiasamen und Zimt enthalten. Darüber hinaus enthalten die IQ-Ernährungspläne für gesunden Diabetes eine begrenzte Menge an rotem Fleisch, verarbeiteten Zuckern und viel Gemüse. Zu den Ernährungsempfehlungen für Personen mit Typ-II-Diabetes IQ gehören eine vegane oder vegetarische Ernährung, bei der Bewegung, mediterrane Ernährung und die Paleo-Diät im Vordergrund stehen.

Richtlinien, was Diabetiker essen sollten, beinhalten den Verzehr von Kohlenhydraten mit niedrigem glykämischen Index, insbesondere von Gemüse, die Proteine und Fette aus pflanzlichen Quellen konsumieren. Zu den Lebensmitteln, die Sie bei Insulinresistenz nicht essen sollten, gehören verarbeitete Kohlenhydrate, fettreiche Milchprodukte, künstliche Süßstoffe, fettreiche tierische Produkte, Limonaden, Maissirup mit hohem Fructosegehalt, Transfette, raffinierter Zucker und hochverarbeitete Lebensmittel.

Was ist Typ-II-Diabetes?

Typ-II-Diabetes oder Insulinresistenz treten mit der Zeit auf, was Probleme mit sich bringt, genug Zucker oder Glukose in Ihre Körperzellen zu bringen. Die Zellen nutzen Zucker als Energie- oder Brennstoffquelle. Glukose oder Zucker war der ideale Brennstoff für Gehirn- und Muskelzellen, aber es benötigt Insulin, um in Zellen transportiert zu werden und nützlich zu sein. Wenn der Insulinspiegel niedrig ist und der Zucker nicht in die Zellen gelangen kann, in denen er sich befinden soll, führt dies zu einem erhöhten Blutzuckerspiegel.

Mit der Zeit entwickeln die Zellen eine Insulinresistenz, die es erforderlich macht, dass Ihre Bauchspeicheldrüse immer mehr Insulin bildet, um den Zucker in die Zellen zu transportieren. Es verbleibt jedoch immer noch mehr Zucker in Ihrem Blut. Schließlich nutzt sich die Bauchspeicheldrüse ab und kann möglicherweise nicht mehr genug Insulin ausscheiden, um den Zucker zur Energiegewinnung in die Zellen zu befördern.

Welche Arten von Lebensmitteln werden für Typ-II-Diabetes empfohlen?

Diabetiker sollten die Ernährungsrichtlinien befolgen. Wenn Sie die empfohlene Menge an Lebensmitteln aus den 5 Lebensmittelgruppen zu sich nehmen, erhalten Sie die notwendigen Nährstoffe, um gesund zu sein und chronischen

Krankheiten wie Herzkrankheiten und Fettleibigkeit vorzubeugen.

Ein diabetischer Ernährungsplan kann verschiedenen Mustern folgen und ein variables Verhältnis von Proteinen, Kohlenhydraten und Fetten aufweisen. Die verzehrten Kohlenhydrate sollten einen niedrigen glykämischen Index haben und hauptsächlich aus Gemüse stammen. Die aufgenommenen Proteine und Fette sollten in erster Linie aus pflanzlichen Quellen stammen.

Um Ihnen bei der Behandlung Ihres Diabetes zu helfen, wird empfohlen, regelmäßige Mahlzeiten zu sich zu nchmcn und diese gleichmäßig über den Tag zu verteilen. Essen Sie eine fettarme Diät, insbesondere gesättigte Fettsäuren. Wenn Sie Diabetes-Tabletten oder Insulin einnehmen, müssen Sie diese möglicherweise zwischen den Mahlzeiten einnehmen.

Es ist wichtig zu wissen, dass nicht alle Bedürfnisse gleich sind. Alle Menschen mit Diabetes müssen in

Verbindung mit ihrem Diabetes-Team einen anerkannten Ernährungsberater konsultieren, um eine individuelle Beratung zu erhalten.

Welche Arten von Kohlenhydraten werden empfohlen?

Kohlenhydrate sind die Hauptnahrung, die den Blutzucker erhöht. Glykämische Belastung und glykämischer Index sind die wissenschaftlichen Bezeichnungen, mit denen der Einfluss von Kohlenhydraten auf den Blutzucker gemessen wird. Lebensmittel mit niedrigem glykämischen Index erhöhen den Blutzucker nur mäßig und sind daher bessere Optionen für Diabetiker. Die Hauptfaktoren, die die glykämische Belastung einer Mahlzeit oder eines bestimmten Lebensmittels identifizieren, sind die Menge an Protein, Ballaststoffen und Fetten, die es enthält.

Der Unterschied zwischen glykämischer Belastung

und glykämischem Index besteht darin, dass der glykämische Index eine standardisierte Messung ist, während die glykämische Belastung eine reale Größe ausmacht. Wie zum Beispiel ist der glykämische Index einer Schüssel Erbsen 68, aber die glykämische Belastung ist nur 16. Je niedriger der glykämische Spiegel, desto besser. Wenn Sie den glykämischen Index vorziehen würden, würden Sie denken, dass Erbsen wie eine schlechte Option gebaut wurden, aber die Wahrheit ist, dass Sie nicht hundert Gramm Erbsen essen würden. Mit einer regelmäßigen Portionsgröße hätten die Erbsen eine gesunde glykämische Belastung und es kann eine ausgezeichnete Proteinquelle sein.

Kohlenhydrate können entweder als einfache Zucker oder als komplexe Kohlenhydrate klassifiziert werden. Die komplexen Kohlenhydrate oder Lebensmittel mit niedriger glykämischer Belastung liegen in ihrer gesamten Lebensmittelform vor. Dazu gehören zusätzliche Nährstoffe wie Vitamine, Ballaststoffe und geringere Mengen an Fetten und

Proteinen. Diese zusätzlichen Nährstoffe verlangsamen die Glukoseaufnahme und halten den Blutzuckerspiegel stabiler. Einige der Lebensmittel mit niedrigem glykämischen Index oder komplexen Kohlenhydraten, die in Ihrem Typ-II-Diabetes-Ernährungsplan enthalten sein müssen, sind Vollkornweizen, Obst, Linsen, brauner Reis, Gemüse, Quinoa, Bohnen und Haferflocken.

Stärkehaltiges Gemüse und Getreide

Vollkornprodukte wie Quinoa, Haferflocken und brauner Reis sind ausgezeichnete Quellen für Nährstoffe und Ballaststoffe und haben einen niedrigen glykämischen Index, wodurch sie sich für Lebensmittel eignen. Die Etiketten von verarbeiteten Lebensmitteln machen es verwirrend, die ganzen Körner zu verstehen. Beispielsweise wird das Vollkornbrot auf verschiedene Arten hergestellt, und es gibt einige, die sich in ihrem glykämischen Index nicht so stark von Weißbrot unterscheiden. Gleiches gilt für die Vollkornnudeln. Vollkornprodukte wirken sich weniger auf den Blutzucker aus, da die glykämische Belastung geringer ist. Wählen Sie Vollkornprodukte wie Quinoa und braunen Reis aus, die sich noch in ihrer Form befinden, oder überprüfen Sie den Fasergehalt auf dem Nährwertetikett des jeweiligen Lebensmittels. Ein gutes Vollkornbrot hat über 3g Ballaststoffe in jeder Scheibe.

Stärkehaltiges Gemüse ist eine ausgezeichnete Nährstoffquelle wie Vitamin C und enthält im Vergleich zu grünem Blattgemüse viele Kohlenhydrate. Allerdings sind sie in Kohlenhydraten im Vergleich zu raffinierten Körnern niedriger. Diabetiker können sie in Maßen essen. Einige der stärkehaltigen Gemüsesorten sind Mais, Kartoffeln, Kürbis und anderes Wurzelgemüse. Diese Lebensmittel werden am besten in kleineren Portionen wie einer Tasse als Teil Ihres Diabetiker-Ernährungsplans für pflanzliche Fette und Proteine verzehrt.

Nicht stärkehaltiges Gemüse

Diabetiker können nicht stärkehaltiges Gemüse in Hülle und Fülle essen, wie grünes Gemüse, da es nur eine begrenzte Auswirkung auf den Blutzucker hat und viele gesundheitliche Vorteile bietet. Die meisten Menschen können mehr Gemüse essen. Wir alle brauchen nur 5 Portionen pro Tag. Eine gute Option ist frisches Gemüse, und sie sind am häufigsten die leckerste Option. Tiefkühlgemüse enthält genauso viele Nährstoffe und Vitamine IQ, wie sie normalerweise innerhalb von Stunden nach der Ernte eingefroren werden.

Überprüfen Sie das Etikett auf dem Tiefkühlgemüse, um sicherzustellen, dass die Saucen keine zusätzlichen Süßstoffe oder Fette enthalten. Wenn Sie Gemüse mögen, können Sie versuchen, es mit getrockneten oder frischen Kräutern, Vinaigrette-Dressing oder Olivenöl zuzubereiten. Ein guter Weg, um alle Ihre Nährstoffe zu erhalten, ist es, einen Regenbogen von Farben mit Ihrem Gemüse zu konsumieren.

Die hohe glykämische Belastung oder einfache Kohlenhydrate Lebensmittel oder Lebensmittel, die nicht Teil des Ernährungsplans für Typ-II-Diabetes sind, sind verarbeitete Lebensmittel. Diese Lebensmittel enthalten keine anderen Nährstoffe, die zur Verlangsamung der Zuckeraufnahme beitragen können, und erhöhen daher den Blutzucker rasch. Viele einfache Kohlenhydrate sind als weiße Lebensmittel bekannt. Einige der einfachen

Kohlenhydratnahrungsmittel, die in der Insulinresistenzdiät vermieden werden sollten, sind weiße Kartoffeln, Kekse, Weißbrot, weiße Nudeln, Ananas, Wassermelone, Gebäck, Zucker, Süßigkeiten, Mehl, alkoholfreie Getränke und Frühstückszerealien.

Welche Fettarten werden empfohlen?

Fette haben einen geringen direkten Einfluss auf den Blutzucker. Als Teil einer Mahlzeit haben sie jedoch einen großen Nutzen bei der Verlangsamung der Kohlenhydrataufnahme. Auch Fette haben Auswirkungen auf die Gesundheit, die nicht mit Glukose zusammenhängen. Pflanzenfette wie Nüsse, Avocado, Olivenöl und Samen sind mit einem geringeren Risiko für Herz-Kreislauf-Erkrankungen verbunden. Tierische Fleischfette erhöhen das Risiko für Herz-Kreislauf-Erkrankungen. Dennoch verringern Milchprodukte und besonders fermentierte Milchprodukte wie Joghurt das Krankheitsrisiko. Außerdem trägt Fett zu Sättigungsgefühlen bei und sie spielen eine Rolle bei der Bewältigung des Verlangens nach Kohlenhydraten und bei übermäßigem Essen. Ein Teil gesunder Fette wie Avocado auf Vollkornbrot ist robuster und befriedigender als Marmelade auf Weißbrot.

Welche Proteinarten werden empfohlen?

Proteine stellen eine langsame, gleichmäßige Energie bereit, die sich nur geringfügig auf Ihren Blutzucker auswirkt. Eiweiß, insbesondere das pflanzliche Eiweiß, muss immer Teil Ihres Speiseplans oder Snacks sein. Dieser Nährstoff wird nicht nur Ihren Blutzucker stabil halten, sondern ist auch hilfreich bei Ihrem Verlangen nach Zucker und wenn Sie sich satt fühlen. Darüber hinaus kann Protein aus pflanzlichen oder tierischen Quellen stammen, aber tierische Quellen sind auch bekannte Quellen für ungesunde gesättigte Fette.

Einige gute Proteinoptionen sind Eier, Erbsen, Tofu und Soja, Bohnen, mageres Fleisch wie Pute und Huhn, Bio-Milchprodukte, Hülsenfrüchte und Fisch sowie Meeresfrüchte. Sie sollten darauf achten, die Makronährstoffe – Eiweiß, Kohlenhydrate und Fette – in Ihrem Plan für diabetische Mahlzeiten auszugleichen, um einen stabilen Blutzuckerspiegel zu gewährleisten. Ballaststoffe, Fett und Proteine verlangsamen die Kohlenhydrataufnahme und ermöglichen so die Zeit für eine niedrigere und langsamere Insulinfreisetzung sowie einen stetigen Glukosetransport aus dem Blut in das Zielgewebe.

Welche Arten von Mahlzeiten oder Diäten werden für Menschen mit Typ-II-Diabetes empfohlen?

Viele Ernährungsmuster haben nachweislich positive Auswirkungen auf die Insulinresistenz. Da mehrere Modelle funktionieren, können die Menschen die Essgewohnheiten auswählen, die für ihren Zustand und ihre allgemeine Gesundheit am besten geeignet sind. Aber Sie werden einige Gemeinsamkeiten bei allen gesunden Diäten oder Speiseplänen für Diabetiker finden. Alle Pläne für gesunde Mahlzeiten für Menschen mit Typ-II-Diabetes beinhalten die Begrenzung von rotem Fleisch und verarbeiteten Zuckern sowie viel Gemüse. Diabetiker müssen sich des Kohlenhydratgehalts ihrer Ernährung besonders bewusst sein, damit ihr Blutzuckerspiegel nicht erhöht wird. Wenn sie injizierbares Insulin verwenden, können sie Insulin möglicherweise genau dosieren.

Vegetarische oder vegane Ernährung

Eine vegane oder vegetarische Ernährung kann für

Diabetiker eine ausgezeichnete Wahl sein. Vegane und vegetarische Ernährung sind kohlenhydratreiche Ernährungsformen mit etwa 13% höheren Kohlenhydraten im Vergleich zu Ernährungsplänen, die sowohl tierische als auch pflanzliche Produkte enthalten (was fürchterlich für Diabetes ist). Diese Diät hat jedoch im Allgemeinen weniger gesättigte Fettsäuren und Kalorien sowie viel Ballaststoffe, sodass die damit verbundenen entzündlichen Risiken eines hohen Fleischverzehrs vermieden werden.

Eine richtige vegetarische Ernährung ist reich an Obst und Gemüse, darunter hochwertige Proteine wie Samen, Bohnen und Nüsse sowie pflanzliche Fette wie Avocado und Olivenöl. Diese Diät priorisiert auch Vollkornprodukte wie Quinoa und brauner Reis anstelle von raffinierten Kohlenhydraten wie verarbeiteten Lebensmitteln und Süßigkeiten.

Diabetes-Diät der American Diabetes Association (ADA)

Die ADA-Diät für Diabetiker steht für eine gesunde Ernährung und betont die ausgewogene Energie mit dem Bewegungs-IQ. Sie haben sich in der Vergangenheit für die meisten Kalorien aus komplexen Kohlenhydraten ausgesprochen, die aus Vollkornprodukten wie Vollkorngetreide und Vollkornbrot gewonnen werden können, zusammen mit einer verringerten Aufnahme von Gesamtfett, wobei die meisten von ungesättigten Fettsäuren stammen.

Es gibt kein ideales Makronährstoffverhältnis und es muss ein Ernährungsplan individualisiert werden. Die ADA-Richtlinien befürworten einen niedrigen glykämischen Index und vermeiden IQ-Getränke, die mit Zucker wie Soda gesüßt sind. Fettqualität und -quantität sind hier wichtig. Trotzdem ist es für viele schwierig, diese Richtlinien im wirklichen Leben umzusetzen, da die beschriebenen

Ernährungsgewohnheiten für Menschen praktischer und einfacher sind, ihren Ernährungsplan für Typ-II-Diabetes zu verwalten.

Paläo-Diät

Die Paleo-Diät beinhaltet das Essen einer moderaten Menge an Protein und hat in letzter Zeit sehr viel Aufmerksamkeit erregt. Die Theorie in diesem Ernährungsschema besagt, dass sich Ihr genetischer Hintergrund nicht weiterentwickelt hat, um unserem modernen Lebensstil gerecht zu werden und kalorisch begrenzte Aktivität und Fertiggerichte zu verdichten. Es bringt uns auch dazu, uns auf einer „Jäger & Sammler"-Art zu ernähren, die besser mit unserer Physiologie zusammenarbeitet. Dieser Ernährungsplan basiert auf Fisch, Eiern, magerem Fleisch, Nüssen, Kreuzblütlern und Blattgemüse, Obst und Wurzelgemüse. Andererseits sind Süßigkeiten, Bier, Milchprodukte,

Erfrischungsgetränke, raffinierte Fette, alle Arten von Getreide, Zucker, Bohnen und zusätzliches Salz in dieser Diät ausgeschlossen.

Auch ist diese Diät nicht auf Kalorienzufuhr Ziele oder Makronährstoffbilanz angegeben. Die Paleo-Diät ist in Bezug auf Gesamtenergie, glykämische Belastung, Kalzium, Energiedichte, Kohlenhydrate, Ballaststoffe und gesättigte Fettsäuren niedriger. Aber es ist im diätetischen Cholesterin, in den ungesättigten Fettsäuren und in einigen Mineralien und in den Vitaminen höher. Diabetiker haben einen stabileren Blutzucker, haben weniger Hunger und fühlen sich besser mit Ernährungsplänen, die weniger Kohlenhydrate enthalten.

Mittelmeerdiät

Dieser Speiseplan für Diabetiker ist reich an Gemüse. Dies wird als das wahre mediterrane Muster bezeichnet, das traditionell in Südgriechenland und Italien verfolgt wird, und nicht als amerikanisierter italienischer Typ – der reich an Brot und Nudeln ist. Die Mittelmeerdiät umfasst etwas Wein, Nüsse, etwas Obst, Avocados, viel frisches Gemüse, gelegentlich Milchprodukte und Fleisch, Fisch wie Sardinen und Pflanzenfette wie Olivenöl.

Das Ernährungsmuster dieser Diät ist sehr nährstoffreich, was bedeutet, dass Sie für jede aufgenommene Kalorie viele Mineralien, Vitamine und andere gesunde Nährstoffe erhalten. Es gibt 2 Versionen der Mittelmeerdiät, die nachweislich die Diabetes-Kontrolle verbessern, einschließlich mehr Gewichtsverlust und besserem Blutzucker. Die 2 Versionen dieses Speiseplans für Diabetiker betonen entweder mehr Olivenöl oder mehr Nüsse. Da beide Versionen von Vorteil sind, enthalten einige mediterrane Speisepläne beide, wie Nieselregen von Zucchini mit Hanfsamen, Oregano und Olivenöl oder Streuen Sie gehackte Mandeln auf grüne Bohnen.

5 Diabetes-Superfoods zum Essen

Hierbei handelt es sich um Lebensmittel, die sich nicht nur auf die Versorgung mit Fetten, Kalorien, Kohlenhydraten oder Proteinen, sondern auch auf Ihre Gesundheit auswirken. Superfoods könnten außergewöhnlich reich an Vitaminen oder anderen Nährstoffen sein, die für Menschen mit Typ-II-Diabetes von großem Nutzen sind.

1. *Weißer Balsamico-Essig:* Der Superfood-Essig wird am besten als Vinaigrette zu Ihrem Salat verzehrt, bietet aber unabhängig davon, wie Sie ihn genießen, zahlreiche Vorteile. Essig verlangsamt die Magenentleerung, was für Diabetiker hilfreich ist. Dies hilft dabei, die Glukosefreisetzung Ihres Körpers in den Blutkreislauf zu verlangsamen, und ermöglicht eine gleichmäßige und geringe Insulinreaktion anstelle eines großen Insulinanstiegs. Dies

steigert auch das Sättigungsgefühl. Wenn Sie also Ihren Salat mit Vinaigrette als ersten Gang genießen, ist es weniger wahrscheinlich, dass Sie während des Hauptgangs zu viel essen.

2. *Chiasamen:* Chiasamen enthalten Eiweiß, Omega-3-Fettsäuren und Ballaststoffe. Es ist ein Superfood für Diabetiker, weil es das Sättigungsgefühl steigert, die glykämische Belastung einer Mahlzeit senkt und den Blutzucker stabilisiert. Sie können Ihrem Frühstück Chiasamen hinzufügen, um länger satt zu bleiben. Die Primärfaserart in diesem Samen sind lösliche Ballaststoffe, die sich in eine gelartige Form verwandeln, wenn man sie mit Wasser mischt. Chia eignet sich hervorragend zum Kochen und Backen, wenn Sie ein Verdickungsmittel benötigen. In Kombination mit Kakao, einem niedrigen glykämischen Index von Stevia oder Agave und Mandelmilch ist Chia ein großartiger, gesunder Pudding.

3. *Linsen:* Linsen einhalten viel Protein, essentielle Vitamine und bieten zahlreiche Ballastsoffe. Dieses Superfood ist reich an Eisen und anderen Mineralien und enthält viele B-Vitamine wie Folsäure. Es hat auch ein gutes Gleichgewicht zwischen komplexen Kohlenhydraten und Eiweiß und ist sehr vielseitig einsetzbar, um Sie beim Kochen zu unterstützen. Die braunen und grünen Linsen bleiben fest, wenn sie gekocht werden und sie sind im Salat köstlich. Auf der anderen Seite werden die orangefarbenen Linsen weich, wenn Sie sie kochen, wodurch sie sich gut für Currys, Dal und indische Suppen eignen.

4. *Wildlachs:* Dieses Superfood ist eine hervorragende Quelle für entzündungshemmende Omega-3-Fettsäuren. Es gibt Unterschiede bei den Fettsäuren zwischen dem gezüchteten und dem wilden Lachs aufgrund dessen, was der Fisch isst. Der wilde Lachs frisst kleinere Fische und sie leben in kälteren Gewässern, wodurch sie ein höheres Verhältnis von entzündungshemmenden

Omega-3-Fettsäuren zu gesättigten Fettsäuren in ihrem Fleisch entwickeln. Zuchtfische enthalten zehnmal mehr Antibiotika, organische Schadstoffe und andere Schadstoffe. Diese schädlichen Chemikalien wirken entzündungshemmend und sind mit einem erhöhten Risiko für Herzkrankheiten und Krebs verbunden.

5. *Zimt:* Dies ist ein weiteres Superfood für Menschen mit Diabetes, da es den Serumglukosespiegel senkt und bei Dosen von 1 Teelöffel pro Tag von großem Nutzen ist. Zimt senkt sowohl den postprandialen als auch den nüchternen Blutzuckerspiegel. Sie können Haferflocken damit bestreuen, und es ist einfach, es zu Diabetikermahlzeiten hinzuzufügen. Sie eignen sich auch hervorragend für Kaffee. Abgesehen davon hat es einen hohen Polyphenolgehalt, der zur Vorbeugung von gesundheitlichen Komplikationen beiträgt.

Lebensmittel, die im Ernährungsplan für Typ-II-Diabetes zu vermeiden sind.

Typ-II-Diabetiker müssen viele der gleichen ungesunden Lebensmittel meiden, die jeder einschränken sollte. In den diätetischen Beschränkungen enthalten sind: raffinierter Zucker wie Kuchen, Süßigkeiten, Scones, Donuts, Süßigkeiten, Kekse und Gebäck; Limonaden, sowohl die Diät-Limonade als auch gezuckerte normale Limonaden können den Blutzucker erhöhen; fettreiche tierische Produkte wie fetthaltige Teile von Schweinefleisch, Wurst, rotem Fleisch und Speck. Verarbeitete Kohlenhydrate wie Nudeln, Salz und Weißbrot; künstliche Süßstoffe in verarbeiteten Lebensmitteln mit Diätetikett; fettreiche Milchprodukte wie Sahne, Eiscreme, Käse und Vollmilch; und Transfette wie einige Salatdressings, Backwaren, Butteraufstriche, abgepackte Saucen und Mayonnaise-Aufstriche.

Ebenfalls enthalten sind hochverarbeitete Lebensmittel wie Süßigkeiten, Kekse, Pommes und Kesselmais. und Maissirup mit hohem Fruchtzuckergehalt, der in abgepackten Fertiggerichten, Soda und Süßigkeiten enthalten ist. Die beste Möglichkeit, diese Lebensmittel zu vermeiden, besteht darin, an den Rändern Ihres Lebensmittelladens einzukaufen und die Anzahl der verpackten und verarbeiteten Lebensmittel so gering wie möglich zu halten. Auf der anderen Seite ist die beste Art, sich bei Diabetes gut zu ernähren, echte Lebensmittel in ihrer minimalen und vollständigen Form beizubehalten. Diabetiker, die einen gesunden Ernährungsplan wie den hier beschriebenen zu sich nehmen, können dazu beitragen, das Risiko von Komplikationen bei hohem Blutzucker wie Fettleibigkeit und Herz-Kreislauf-Erkrankungen zu verringern.

Alkohol und Typ-II-Diabetes

Für die meisten Menschen mit Insulinresistenz gilt die allgemeine Richtlinie für moderaten Alkoholkonsum. Ein Glas pro Tag für Frauen und zwei Gläser für Männer können das Risiko für Herz-Kreislauf-Erkrankungen verringern und wirken sich nicht negativ auf Diabetes aus. Trotzdem kann Alkohol den Blutzucker senken, und diejenigen, die an Typ-II-Diabetes leiden und anfällig für Hypoglykämie sind, insbesondere diejenigen, die Insulin verwenden, müssen sich vor einer verzögerten Hypoglykämie hüten.

Einige der wirksamen Mittel zur Vorbeugung von Hypoglykämie sind Alkohol in Maßen. Erwägen Sie, Lebensmittel mit alkoholischen Getränken zu essen, um das Risiko zu minimieren. Sie können auch ein Diabetiker-Warnarmband tragen, damit die Menschen wissen, dass sie Lebensmittel anbieten müssen, wenn bei Ihnen hypoglykämische Symptome auftreten. Andererseits werden Cocktails und Mixgetränke üblicherweise mit Säften oder Süßungsmitteln hergestellt und enthalten viele Kohlenhydrate, so dass diese Getränke Ihren Blutzuckerspiegel erhöhen können.

Gesündere Entscheidungen beim Auswärtsessen

Auswärts zu essen ist eine große Herausforderung, da man nicht genau weiß, was eine Mahlzeit in Bezug auf Kalorien und Kohlenhydrate enthält, und aus dem Grund, dass das Essen mit der Familie oder Freunden am häufigsten zu einem unbeabsichtigten Druck beim Essen der Lebensmittel führt, ohne die Sie besser dran wären, wie zum Beispiel das Dessert.

Wenn Sie auswärts essen, zögern Sie nicht, Fragen zu stellen, was das jeweilige Gericht enthält oder wie es zubereitet wurde. Sie können sich auch die Menüs im Internet ansehen, bevor Sie fortfahren. Sprechen Sie im Voraus mit Ihrer Familie und Ihren Freunden über die Gründe für eine gesunde Ernährung. Seien Sie offen und sagen Sie ihnen, dass diese Dinge für Ihre langfristige Gesundheit unerlässlich sind, um auf Ihrem Speiseplan für Diabetiker zu bleiben, und bitten Sie sie, nicht zu ermutigen, Dinge zu essen, die für Sie nicht gut sind.

Familie und Freunde versuchen normalerweise nur, ihre Liebe zu zeigen, indem sie möchten, dass Sie ein Dessert genießen. Sie werden Sie verstehen und Sie schließlich bei Ihren Bemühungen unterstützen, auf sich selbst aufzupassen. Beschränken Sie sich beim Essen auf zwei Bissen Desserts.

Komplikationen von Typ-II-Diabetes

Insulinresistenz kann zu verschiedenen Komplikationen wie Nerven-, Augen- und Nierenschäden sowie Herz-Kreislauf-Erkrankungen führen. Dies bedeutet auch, dass die Zellen nicht die Glukose erhalten, die sie für ein gesundes Funktionieren benötigen. Eine gute Blutzuckerkontrolle ist hilfreich, um langfristigen Komplikationen der Insulinresistenz vorzubeugen.

Eine richtige Diät zur Umkehrung von Diabetes wird auch als medizinische Ernährungstherapie für Diabetiker bezeichnet.

FAZIT

Die natürliche Umkehrung von Diabetes ist nicht nur möglich, sondern stellt auch eine bevorzugte Lösung für die moderne Behandlung dar, bei der nur die Anzeichen und Symptome von Diabetes behandelt werden, ohne die Ursache anzusprechen. Bei der Umkehrung von Diabetes geht es natürlich nicht um eine natürliche Heilung oder ein bestimmtes Hausmittel, sondern um eine Lösung, bei der Ernährung und Ernährung besprochen werden. Die kritischen Faktoren für Ernährung und Nährsstoffen sollten angemessen verstanden werden. Wenn sie angepasst und ausgewogen sind, können sie dazu beitragen, Diabetes auf natürliche und erfolgreiche Weise umzukehren und die Insulinproduktion Ihres Körpers zu steigern. Die Diätpläne und Informationen hier helfen Ihnen dabei, Typ-II-Diabetes auf natürliche und erfolgreiche Weise zu verstehen, zu verhindern und umzukehren.

SCHLUSSWORTE

Nochmals vielen Dank für den Kauf dieses Buches!

Ich hoffe wirklich, dass dieses Buch Ihnen helfen kann.

Der nächste Schritt ist, dass Sie **sich für unseren E-Mail-Newsletter anmelden**, um über neue Buchveröffentlichungen oder Werbeaktionen informiert zu werden. Sie können sich kostenlos anmelden und erhalten als Bonus unser Buch *„7 Fitnessfehler, von denen Sie nicht wissen, dass Sie sie machen"*! Dieses Bonusbuch bricht viele der häufigsten Fitnessfehler auf und entmystifiziert viele der Komplexitäten und der Wissenschaft, sich in Form zu bringen. Wenn Sie all diese Fitnesskenntnisse und -wissenschaften in einem umsetzbaren Schritt-für-Schritt-Buch zusammenfassen, können Sie Ihre Fitnessreise in die richtige Richtung beginnen! Um an unserem kostenlosen E-Mail-Newsletter teilzunehmen und Ihr kostenloses Buch zu erhalten, besuchen Sie bitte den Link und melden Sie sich an: **www.hmwpublishing.com/gift**

Wenn Ihnen dieses Buch gefallen hat, dann möchte ich Sie um einen Gefallen bitten, wären Sie so freundlich, eine Rezension für dieses Buch zu hinterlassen? Ich wäre Ihnen sehr dankbar!

Vielen Dank und viel Glück auf Ihrer Reise!

ÜBER DEN CO-AUTOR

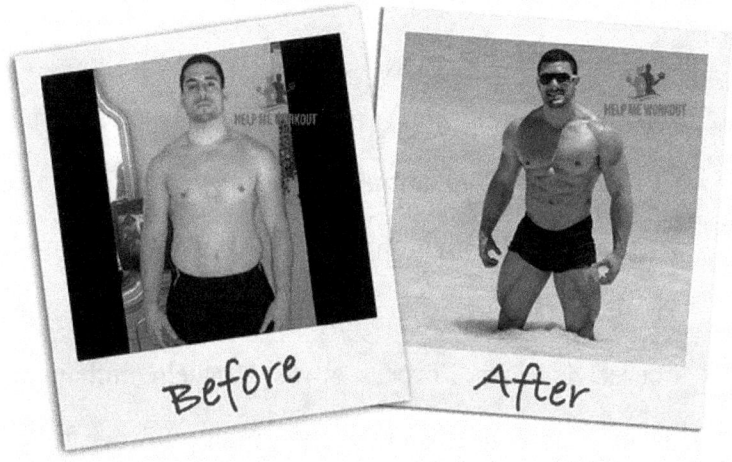

Mein Name ist George Kaplo. Ich bin ein zertifizierter Personal Trainer aus Montreal, Kanada. Ich beginne damit zu sagen, dass ich nicht der breiteste Typ bin, den Sie jemals treffen werden, und das war nie wirklich mein Ziel. Tatsächlich habe ich begonnen, meine größte Unsicherheit zu überwinden, als ich jünger war, was mein Selbstvertrauen war. Das lag an meiner Größe von nur 168 cm (5 Fuß 5 Zoll), die mich dazu drängte, alles zu versuchen, was ich jemals im Leben erreichen wollte. Möglicherweise stehen Sie gerade vor einigen

Herausforderungen oder Sie möchten einfach nur fit werden, und ich fühle mit Sicherheit mit Ihnen mit.

Ich persönlich war immer ein bisschen an der Gesundheits- und Fitnesswelt interessiert und wollte wegen der zahlreichen Mobbingfälle in meinen Teenagerjahren wegen meiner Größe und meines übergewichtigen Körpers etwas Muskeln aufbauen. Ich dachte, ich könnte nichts gegen meine Körpergröße tun, aber ich kann sicher etwas dagegen tun, wie mein Körper aussieht. Dies war der Beginn meiner Transformationsreise. Ich hatte keine Ahnung, wo ich anfangen sollte, aber ich habe gerade erst angefangen. Ich war manchmal besorgt und hatte Angst, dass andere Leute sich über mich lustig machen würden, wenn sie die Übungen falsch machten. Ich wünschte immer, ich hätte einen Freund neben mir, der sich auskennt, um mir den Einstieg zu erleichtern und mich mit allem vertraut gemacht hätte.

Nach viel Arbeit, Studium und unzähligen Versuchen und Irrtümern begannen einige Leute zu bemerken, wie ich fit wurde und wie ich anfing, mich für das Thema zu interessieren. Dies führte dazu, dass viele Freunde und neue Gesichter zu mir kamen und mich um Rat fragten. Zuerst kam es mir seltsam vor, als Leute mich baten, ihnen zu helfen, in Form zu kommen. Aber was mich am Laufen hielt, war, als sie Veränderungen in ihrem eigenen Körper bemerkten und mir sagten, dass es das erste Mal war, dass sie echte Ergebnisse sahen! Von dort kamen immer mehr Leute zu mir und mir wurde klar, dass es mir nach so viel Lesen und Lernen in diesem Bereich geholfen hat, aber es erlaubte mir auch, anderen zu helfen. Ich bin jetzt ein vollständig zertifizierter Personal Trainer und habe zahlreiche Kunden trainiert, die erstaunliche Ergebnisse erzielt haben.

Heute besitzen und betreiben mein Bruder Alex Kaplo (ebenfalls zertifizierter Personal Trainer) und ich dieses Verlagsprojekt, in dem wir leidenschaftliche und erfahrene Autoren zusammenbringen, um über Gesundheits- und Fitnessthemen zu schreiben. Wir betreiben auch eine Online-Fitness-Website „HelpMeWorkout.com". Ich würde mich freuen, wenn ich Sie einladen darf, diese Website zu besuchen und sich für unseren E-Mail-Newsletter anmelden (Sie erhalten sogar ein kostenloses Buch).

Zu guter Letzt, wenn Sie in der Position sind, in der ich einmal war und Sie etwas Hilfe wünschen, zögern Sie nicht und fragen Sie... Ich werde da sein, um Ihnen zu helfen!

Ihr Freund und Coach,

George Kaplo
Zertifizierter Personal Trainer

Ein weiteres Buch kostenlos herunterladen

Ich möchte Ihnen für den Kauf dieses Buches danken und Ihnen ein weiteres Buch anbieten (genauso lang und wertvoll wie dieses Buch), "Health & Fitness Errors You Don't Know You't Making", völlig kostenlos.

Besuchen Sie den untenstehenden Link, um sich anzumelden und zu erhalten:

www.hmwpublishing.com/gift

In diesem Buch werde ich die häufigsten Gesundheits- und Fitnessfehler aufschlüsseln, die Sie wahrscheinlich gerade jetzt begehen, und ich werde Ihnen zeigen, wie Sie leicht in die beste Form Ihres Lebens kommen können!

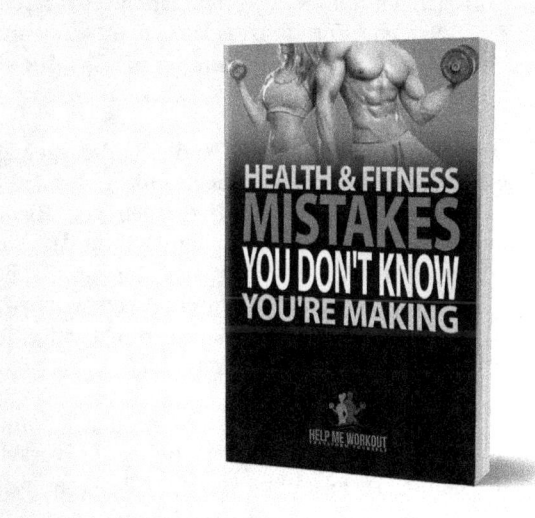

Zusätzlich zu diesem wertvollen Geschenk haben Sie auch die Möglichkeit, unsere neuen Bücher kostenlos zu erhalten, Werbegeschenke zu erhalten und andere wertvolle E-Mails von mir zu erhalten. Besuchen Sie auch hier den Link, um sich anzumelden:

www.hmwpublishing.com/gift

Copyright 2017 von HMW Publishing - Alle Rechte vorbehalten.

Dieses Dokument von HMW Publishing im Besitz der Firma A&G Direct Inc ist darauf ausgerichtet, genaue und zuverlässige Informationen in Bezug auf das behandelte Thema und den behandelten Sachverhalt bereitzustellen. Die Publikation wird mit dem Gedanken verkauft, dass der Verlag keine buchhalterischen, behördlich zugelassenen oder anderweitig qualifizierten Dienstleistungen erbringen muss. Wenn rechtliche oder berufliche Beratung erforderlich ist, sollte eine in diesem Beruf praktizierte Person bestellt werden.

Aus einer Grundsatzerklärung, die von einem Ausschuss der American Bar Association und einem Ausschuss der Verlage und Verbände gleichermaßen angenommen und gebilligt wurde.

Es ist in keiner Weise legal, Teile dieses Dokuments in elektronischer Form oder in gedruckter Form zu reproduzieren, zu vervielfältigen oder zu übertragen. Das Aufzeichnen dieser Veröffentlichung ist strengstens untersagt, und eine Speicherung dieses Dokuments ist nur mit schriftlicher Genehmigung des Herausgebers gestattet. Alle Rechte vorbehalten.

Die hierin bereitgestellten Informationen sind wahrheitsgemäß und konsistent, da jede Haftung in Bezug auf Unachtsamkeit oder auf andere Weise durch die Verwendung oder den Missbrauch von Richtlinien, Prozessen oder Anweisungen, die darin enthalten sind, in der alleinigen und vollständigen Verantwortung des Lesers des Empfängers liegt. In keinem Fall wird der Herausgeber für Reparaturen, Schäden oder Verluste aufgrund der hierin enthaltenen Informationen direkt oder indirekt rechtlich verantwortlich oder verantwortlich gemacht.

Die hierin enthaltenen Informationen werden ausschließlich zu Informationszwecken angeboten und sind daher universell. Die Darstellung der Informationen erfolgt ohne Vertrag oder Garantiezusage.

Die verwendeten Marken sind ohne Zustimmung und die Veröffentlichung der Marke ist ohne Erlaubnis oder Unterstützung durch den Markeninhaber. Alle Warenzeichen und Marken in diesem Buch dienen nur zu Erläuterungszwecken und gehören den Eigentümern selbst und sind nicht mit diesem Dokument verbunden.

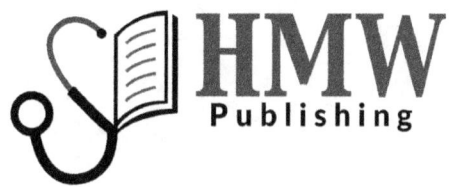

Für weitere tolle Bücher besuchen Sie uns:

HMWPublishing.com

www.ingramcontent.com/pod-product-compliance
Lightning Source LLC
LaVergne TN
LVHW011735060526
838200LV00051B/3171